AF457571

LA GUERRE

ET

LA CRISE EUROPÉENNE

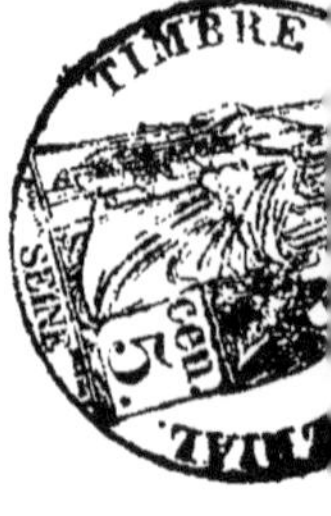

Cet essai a paru dans la *Revue des Deux Mondes* du 1er juin. Sur la recommandation de plusieurs de ses amis, l'auteur s'est décidé à en faire l'objet d'une publication séparée, en y introduisant quelques changements motivés par ceux qu'a éprouvés dans l'espace de quinze jours, la situation même.

PARIS. — J. CLAYE, IMPRIMEUR, 7, RUE SAINT-BENOIT.

LA GUERRE

ET

LA CRISE EUROPÉENNE

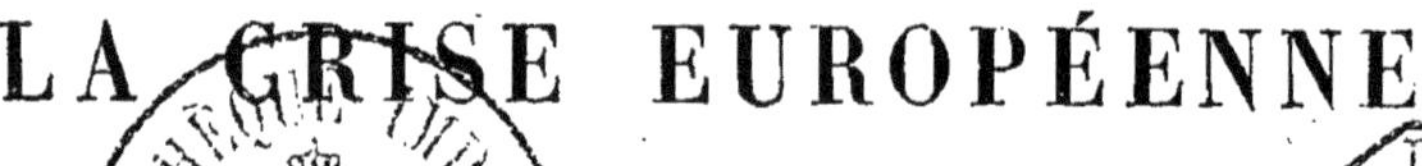

PAR

MICHEL CHEVALIER

DEUXIÈME ÉDITION, REVUE ET AUGMENTÉE

PARIS
GARNIER FRÈRES, LIBRAIRES-ÉDITEURS
6, RUE DES SAINTS-PÈRES, ET PALAIS-ROYAL,

1866

LA GUERRE

ET

LA CRISE EUROPÉENNE

I.

On raconte que le dernier roi des Lombards, Didier, lorsque du haut des remparts de Pavie il put contempler l'armée de Charlemagne qui s'étendait à perte de vue tout autour et dont les armures reluisant au soleil rendaient l'aspect plus formidable, s'écria dans son effroi : « Du fer, du fer, grand Dieu ! que de fer ! »

Le souverain qui aujourd'hui règne sur la Lombardie et sur le reste de l'Italie n'est point assiégé dans sa capitale, mais le pays n'en est pas moins inondé de soldats, les siens, bouillants d'ardeur, sur la rive droite du Mincio, ceux d'un ennemi intrépide et aguerri, sur l'autre rive. Le déploiement militaire ne se borne pas à la péninsule italique, il n'est pas moindre, il est plus grand de l'autre côté des Alpes, au nord. D'immenses rassemblements d'Autrichiens, de Prussiens et d'autres soldats allemands sont à la veille de se ruer les uns sur les autres. Des armées bien plus nombreuses que celles qui en 1813 et 1814 se disputaient l'empire du monde dans les plaines de la Saxe ou sur le sol de l'empire français sont prêtes à s'entre-tuer. Quiconque aime la paix comme un souverain bien et déteste la guerre comme la plus cruelle des extrémités a lieu, en présence du spectacle qu'offre l'Europe centrale, de répéter avec douleur les paroles de l'infortuné Didier : *Ferrum, ferrum ! eheu ferrum !*

Il y a deux mois, l'Europe semblait dans une paix profonde, car personne alors ne considérait comme possible de longtemps l'explosion d'une guerre générale. Il y avait bien dans les esprits une vague inquiétude, mais ce sentiment était rétrospectif ; il s'appliquait au scandale que venait de causer la guerre de Danemark. On avait vu deux grandes puissances se coaliser contre un petit royaume, sous un prétexte emprunté à la fable du *Loup et de l'Agneau*, pour lui ravir des provinces solennellement garanties par des traités qu'elles-mêmes avaient signés. On n'avait pas craint ensuite d'entonner, du moins à Berlin, des chants de triomphe, comme si l'on eût ajouté aux fastes de l'armée prussienne quelque haut fait digne de figurer auprès des plus glorieuses batailles du grand Frédéric. Lorsqu'on se fut partagé la Pologne, les puissances spoliatrices avaient au moins respecté la pudeur publique ; elles s'étaient abstenues de célébrer leur exploit de grand chemin. La campagne du Danemark était pourtant un fait accompli. Cette petite nation, si recommandable par sa probité, son calme et son courage, avait bu le calice jusqu'à la lie. Elle avait succombé et s'était résignée. Les duchés de l'Elbe étaient reconnus la légitime propriété des envahisseurs. Le ciel semblait redevenir serein. A la vérité, les deux cabinets parés des faciles lauriers de Düppel et du Danevirke étaient mal d'accord. Ils se querellaient et se raccommodaient tour à tour. Les deux souverains se donnaient des rendez-vous où ils s'embrassaient avec une tendresse dont l'histoire vérifiera la sincérité, et le lendemain leurs ministres échangeaient des notes désobligeantes. L'Europe détournait les yeux de ce tableau, qui l'humiliait, parce que sa conscience lui disait que, par son inaction en face du méfait, elle s'en était rendue solidaire; mais elle supposait que la division du butin finirait à l'amiable et bientôt. On s'était entendu au sujet du Lauenbourg, il en serait de même pour le reste.

Tout à coup un cri étrangement accentué est parti de Berlin; une des deux puissances copartageantes, celle qui notoirement avait entraîné l'autre, prétendit qu'elle était menacée par sa complice, qui était bien éloignée de semblables desseins. Tout absorbée par l'apaisement de ses difficultés intestines et particulièrement de l'interminable différend de la Hongrie, l'Autriche n'aspirait qu'à vivre en paix avec ses voisins, et c'était pour sauver la paix en Allemagne qu'elle s'était prêtée à l'entreprise contre le Danemark. Elle était pourtant lasse de toutes les complaisances qu'il lui avait fallu avoir, mécontente de ce que dans le règlement de l'avenir des duchés de l'Elbe ravis aux Danois on lui en demandât sans cesse de nouvelles et blessée de ce qu'on prétendît lui arracher indéfiniment des concessions indignes de son rang et de sa renommée; mais il faudrait de grandes ressources d'imagination ou une hardiesse sans bornes pour convertir en un plan d'agression cette lassitude et ce malaise que l'Autriche ne dissimulait pas. A l'appui de ses accusations inattendues contre l'Autriche, soit pour leur donner un air de sincérité, soit pour d'autres raisons plus pratiques, la Prusse a armé. L'Autriche aussitôt a cru devoir faire de même. Les puissances secondaires de l'Allemagne, ne voulant pas se trouver sans moyens de résistance au milieu du conflit, se sont livrées aussi à des armements. Sur ce, la Saxe a reçu de la Prusse une allocution menaçante imitée encore de la fable du *Loup et de l'Agneau*, qui paraît être en grande vogue sur les bords de la Sprée. Pendant que ces incidents se passaient, les armements, au lieu de s'arrêter, se développaient à vue d'œil. La Prusse convoquait le ban, l'arrière-ban. L'Autriche faisait pareillement un appel général. Autour d'elles, on suivait plus ou moins leur exemple. La Germanie est donc hérissée de baïonnettes; les remparts de ses forteresses sont garnis de canons. Il y a peu de jours, le *Times* calculait que près de 2 millions d'hommes étaient réunis sous les drapeaux ou au moment de l'être, sur le territoire de la Confédération ou de ses dépendances. Les armées prussienne et autrichienne se sont rapprochées des frontières communes. Elles sont en face l'une de l'autre. La déclaration de guerre doit être considérée déjà comme un fait accompli, et la bataille ne se fera pas attendre; mais le jour où les hostilités commenceront sera un jour de deuil en Europe, je ne dis pas assez, un jour où les hommes généreux seront saisis d'indignation contre les promoteurs de cette perturbation générale.

Ce réveil de l'esprit guerrier avec ces immenses préparatifs de guerre, c'est un désappointement amer pour les amis du progrès. Ils croyaient et disaient hautement que la paix du monde civilisé se consolidait chaque jour, que la guerre était de plus en plus réputée une barbarie, une folie, la pire de toutes par l'argent qu'elle coûte, par la dévastation qu'elle sème, et surtout par le sang dont elle inonde la terre. On se flattait d'avoir définitivement mis un frein aux passions belliqueuses. Depuis 1848, on avait à peu près partout dépouillé de leur ascendant et fait rentrer sous la loi du droit commun les aristocraties d'origine militaire, qui ne voyaient de noble profession que celle des armes, et aimaient la guerre comme leur propre élément. En dernier lieu, l'inauguration du principe de la liberté commerciale avait paru susciter au génie de la guerre un obstacle presque insurmontable. Les esprits raisonnables croyaient que ces liens commerciaux auraient assez de force pour rendre presque impossible la rupture à main armée entre les États civilisés. Maîtresses de leurs destinées, les nations, se disait-on, raisonnent et calculent. La solidarité de leurs intérêts réciproques va leur être évidente, car elles en recueilleront les bienfaits à tout instant. Comment donc consentiraient-elles désormais à recourir aux armes à moins d'avoir les motifs les plus pressants, leur indépendance à garantir, leur honneur à sauver d'une atteinte profonde, leur territoire à protéger contre un envahisseur ?

Il est à noter que les classes qui, dans la société européenne, représentent plus directement la démocratie, donnent de toutes parts leur adhésion aux idées de progrès par la paix. Ces mêmes classes avaient jusque-là montré un patriotisme admirable de générosité, mais ardent et ombrageux. En s'éclairant, elles en ont adouci les aspérités et tempéré les emportements. Plus que les classes moyennes, elles sont résolues à ne supporter de l'étranger aucune injure, et à rendre violence pour violence. Elles sont donc communément plus empressées à mettre leur sang et leur dernier écu à la disposition de la patrie dans le cas d'un péril à surmonter, d'une offense à repousser et à venger. En France, s'il le fallait, il n'y aurait qu'à frapper du pied la terre pour en faire sortir une armée innombrable et dévouée d'ouvriers et de paysans qui se précipiteraient à la frontière, comme la France entière le fit au temps de Valmy, de Jemmapes et de Fleurus ; mais de nos jours et dans ces derniers temps l'ouvrier et le paysan ont dépouillé l'humeur agressive contre l'étranger. La guerre ne serait acceptée d'eux que si l'honneur national le commandait hautement. L'ouvrier et le paysan n'admettent plus qu'on les considère comme de la chair à canon, et qu'un gouvernement ambitieux ait le droit de les envoyer à la boucherie pour l'accomplissement de ses desseins. Ce n'est pas eux qui diraient: *Morituri te salutant*, à moins que le salut de la patrie ou sa dignité n'exigeât qu'on lui fît les plus grands sacrifices. Toute l'Europe occidentale en est là aujourd'hui. L'ouvrier et le paysan y apprécient la paix, la bénissent comme l'instrument de leur progrès, comme le palladium des libertés nationales qui sont leurs garanties, comme le génie bienfaisant sous les auspices duquel ils arriveront, moyennant d'énergiques efforts, à avoir leur part de tous les bienfaits moraux et matériels de la civilisation. D'ailleurs ils n'ignorent pas que plus que personne ils supportent le fardeau de la guerre. On n'a pas pris suffisamment la peine de les familiariser avec l'histoire ; parmi eux cependant s'est perpétuée la tradition de l'épuisement et de la misère affreuse où les guerres de Louis XIV avaient réduit leurs pères. L'ouvrier et le paysan de nos jours ont assez vu et assez réfléchi pour savoir que la guerre, outre qu'elle leur prend leurs fils pour les immoler, tarit, en s'appropriant les capitaux pour les dévorer, la source du travail, dont ils subsistent, et celle de la prospérité publique, qui fait leur bien-être, et détruit la matière première des améliorations sociales et politiques, dont l'espoir les soutient et les anime. A leurs yeux, la guerre est une calamité qui n'est acceptable que quand c'est le moyen de repousser ce qui serait un malheur plus poignant pour un peuple civilisé et grand, la perte de son indépendance ou de son honneur.

Ce n'est donc pas le débordement des passions populaires qui contraint l'Europe à la guerre, à une de ces guerres comme il n'y en avait pas eu depuis 1815, car il est vraisemblable qu'après un peu de temps ce sera une conflagration générale. Ce n'est pas davantage l'emportement belliqueux des anciennes aristocraties : celles-là ont perdu toute prépondérance dans les affaires publiques. Ce n'est pas non plus une aberration des écrivains ou des orateurs politiques; les publicistes qui ont le don de se faire lire et les orateurs qui ont l'oreille du public professent en général peu de sympathie pour la guerre. Ils la traitent comme il convient, et la dépeignent sous ses véritables couleurs, qui ne sont pas séduisantes. Le mouvement n'est pas parti des armées, qui chercheraient dans la guerre, individuellement des occasions d'avancement, collectivement le moyen d'exercer la suprématie dans l'État. En Prusse, en Italie, en Autriche, dans tous ceux des États de l'Europe qui pourront être entraînés par le torrent, les armées sont disciplinées et soumises à la loi. Nulle part des prétoriens imposant leurs caprices aux souverains. Partout les militaires, respectueusement rangés autour du drapeau, attendent du prince le signal qui doit enflammer leur courage et éveiller leur ambition. Je ne parle pas des manufacturiers et des grands commerçants; ceux-là sont connus pour leurs dispositions pacifiques. La paix est pour eux l'objet d'un culte, et en s'inspirant de l'esprit de dénigrement on a pu même dire que c'étaient des partisans de la paix à tout prix.

Le fait capital de la situation, celui sur lequel il y a le plus lieu d'insister, c'est qu'aucune puissance n'a des griefs qui l'autorisent à déclarer la guerre; la dignité d'aucune d'elles n'a reçu de blessure, aucune d'elles n'a été offensée ni outragée, aucune d'elles n'a éprouvé un dommage tel que, pour en avoir la réparation, elle doive faire la guerre.

Il est d'usage qu'avant de déclarer la guerre les gouvernements publient un manifeste où ils font connaître à tous, auprès et au loin, *urbi et orbi*, les motifs qui les ont déterminés à cette résolution extrême. Ils jugent avec raison qu'ils doivent des explications au monde civilisé, dont la guerre révolte les sentiments d'humanité. Or, comment s'y prendront la Prusse et l'Italie pour justifier leur entreprise belliqueuse? Je ne parle que de ces deux puissances parce que l'agression viendra de l'une ou de l'autre, ou pour mieux dire des deux simultanément. La troisième des puissances qui sont engagées, l'Autriche, subit la guerre, et une fois dans le conflit fera de son mieux pour en sortir à son avantage; mais elle ne l'a pas cherchée. Son désir notoire était de l'éviter. La Prusse dira-t-elle qu'elle a été provoquée par l'Autriche? Le gouvernement prussien est un grand gouvernement, éclairé, auquel tous les princes qui ont régné à Berlin depuis le commencement du siècle ont laissé des traditions d'honnêteté. Et pourtant, s'il tenait un pareil langage, personne au monde ne le croirait. Le cas de l'Italie est-il plus favorable dans la circonstance? Les Italiens prétendent que Venise est à eux. De quel droit? Il faut remonter l'histoire jusqu'à l'empire romain pour y trouver l'union de Venise avec l'Italie sous un seul et même souverain. Certainement ce fut une faute en 1797 que de détruire l'indépendance de Venise pour en transférer la souveraineté à une puissance allemande; certainement Venise a conquis par sa noble attitude en 1848 les sympathies des libéraux de l'Europe et du monde; certainement il est désirable que Venise cesse de porter un joug qui lui pèse et dont les inconvénients pour l'Autriche elle-même sont reconnus de celle-ci. Enfin il est probable que, s'ils étaient rendus les arbitres de leur destinée, les Vénitiens aujourd'hui préféreraient au rétablissement de leur antique et glorieuse indépendance leur annexion au royaume d'Italie. Suit-il de là que le roi d'Italie soit fondé à soutenir qu'on le dépouille et qu'on l'offense en refusant de lui livrer la Vénétie, et que pour la conquérir il est autorisé à prendre aujourd'hui les armes? Les Italiens sont habiles à rédiger des documents ; je doute pourtant qu'ils parviennent à dresser un manifeste à cet effet qui supportât la discussion. Parce qu'il est désirable, sauf l'approbation explicite des Vénitiens consultés à cet effet, que Venise soit incorporée au royaume d'Italie, est-ce une raison suffisante pour que l'Italie déclare la guerre à l'Autriche afin de la contraindre sur l'heure à lui céder Venise? Où donc en serait-on, et que resterait-il d'un droit public quelconque, si à tout instant il était licite d'accomplir sur l'heure par la force des armes tout ce qui est désirable par cela seul que c'est désirable?

Il s'est introduit de nos jours plus d'une innovation dans la politique, et il faut s'en applaudir, car la plupart de ces nouveautés sont heureuses et fécondes; mais ce n'est pas une innovation à recommander que celle qui consisterait à récuser la patience et la temporisation comme des expédients usés, à ériger en principe que, lorsqu'une question se présente, elle doit être résolue à la minute, et à poser en règle que le sabre est le seul moyen de dénouer les difficultés. Cette nouveauté prétendue serait le retour aux usages de la barbarie.

Les Italiens disent que la paix armée les fatigue et les épuise; mais la guerre les épuiserait bien davantage. Où ont-ils en effet les moyens de la faire? Non qu'ils soient dépourvus de courage et de discipline, à cet égard je suis persuadé qu'ils feront leurs preuves et fourniront une honorable carrière; mais ils manquent des ressources matérielles que la guerre réclame. La vérité, que les peuples doivent, aussi bien que les rois, se résigner à entendre, la vérité est que les Italiens, qui avaient déployé un admirable esprit de conduite avant d'être unis en un seul État, n'ont plus été les mêmes après qu'ils ont formé un seul corps, du Mincio à l'extrémité méridionale du ci-devant royaume des Deux-Siciles. La sagesse qu'on avait remarquée en eux jusque-là a éprouvé une éclipse totale sur un point essentiel, les finances. Ils n'ont pas su se faire un budget. Ils ont accumulé déficit sur déficit. Tandis que les plus habiles financiers sont unanimes à professer que l'emprunt est une ressource à réserver pour les temps de guerre, ils ont fait en temps de paix des emprunts énormes à l'étranger, en France surtout, malheureusement pour les petits capitalistes de Paris qui y ont englouti leurs épargnes. Ils ont totalement manqué de résolution pour se procurer par l'impôt des recettes en rapport avec leurs dépenses, ou pour abaisser leurs dépenses au niveau de leurs recettes possibles. Cette lourde faute, dont ils sentent la gravité maintenant, n'est pas imputable à leurs ministres des finances. M. Sella leur recommandait loyalement de s'imposer. M. Scialoja leur a répété de toutes ses forces ces recommandations salutaires. Ils ont fermé l'oreille jusqu'à ce qu'il fût trop tard. Au lieu d'aborder sérieusement ce grave sujet, ils se sont abandonnés à la stérile satisfaction de proclamer de belles sentences. Ils ont étalé des réminiscences de la république romaine complétement hors de saison aujourd'hui. De même que le sénat romain après la bataille de Cannes vendait aux enchères le champ sur lequel était campé Annibal aux portes de la ville, ils ont pensé qu'ils donneraient un magnifique exemple de fierté patriotique en revendiquant avec éclat comme leur propriété Venise et le fameux quadrilatère. Par là, au jugement des hommes les plus expérimentés, de leurs amis les plus sincères, ils ont gâté leur situation. Par ces menaces inconsidérées, ils ont irrité un ennemi qu'ils avaient intérêt à apaiser, afin qu'une fois entré sur le terrain de la conciliation, on pût négocier et traiter de la cession de la Vénétie à des conditions équitables, sur lesquelles, quand on eût été de sang-froid, on serait vraisemblablement tombé d'accord.

Quelle est donc l'origine de cet étrange état de choses où l'Europe, comme un navire à la dérive, obéit à un courant qui l'a entraînée graduellement à la guerre? Comme on vient de le voir, on ne saurait citer une grande force sociale qui la pousse à cette fatale solution. Il est plus impossible encore d'assigner à la guerre qui est au moment d'éclater un de ces motifs qui dans tous les temps ont pu déterminer le choc des nations à main armée. Aucun État n'a été blessé dans son honneur, aucun ne peut raisonnablement dire qu'on vient de lui causer un grand dommage, et qu'il n'y a plus pour lui d'autre alternative que de tirer l'épée. La tempête se déchaîne sans motif avouable. Des ambitions irréfléchies, des appétits déréglés ont imprimé à l'organisme européen une soudaine commotion à laquelle il semble qu'il n'ait pas la puissance de se soustraire. Comment se fait-il que dans un siècle de lumières, dans un temps où de toutes parts la liberté est l'objet d'un culte et compte de fervents adorateurs dignes d'elle par leur talent et leur dévouement, l'Europe subisse passivement, comme un troupeau, cette impulsion qui renverse les intérêts et les met sous les pieds des passants, compromet les libertés des peuples, que le régime militaire a peu l'habitude de respecter, offense ses sentiments et heurte ses espérances en tant de genres divers? Est-ce que la liberté serait un vain mirage, le progrès une illusion? Après tant d'efforts héroïques pour s'affranchir, afin d'ennoblir et d'améliorer leur existence sous les auspices d'un régime libéral, les peuples de la partie la plus civilisée du monde en seraient-ils encore à dépendre absolument, servilement, d'un tout petit nombre de hauts personnages dont les volontés, les élucubrations, les fantaisies même seraient subies comme des arrêts du destin? S'il en était ainsi, autant vaudrait vivre sous la loi du droit divin, d'après laquelle les nations n'ont qu'à courber la tête et à obéir quand un roi ou un ministre a parlé... Mais non, le spectacle auquel nous assistons en ce moment n'est pas un démenti aux tendances bienfaisantes de la civilisation et aux espérances que les peuples ont conçues depuis 1789; ce n'est pas le renversement du principe de la souveraineté nationale, la négation du droit qu'ont les nations de participer à la gestion de leurs propres affaires. La liberté et le progrès ne sont pas de vains mots; ce sont de puissantes et fécondes réalités. Ce qui arrive est un de ces accidents qui sont si communs dans les affaires humaines. L'accident ne fait pas la règle. Il est un avertissement donné aux hommes pour qu'ils se la rappellent et en maintiennent l'observation par leur résolution ferme. Les peuples n'ont que les gouvernements qu'ils méritent; c'est une vérité qui fut de tous les temps, et qui est incontestable dans le nôtre. Pour être bien gouvernés, ils n'ont qu'à vouloir; mais il faut que ce soit de cette volonté vigilante, éclairée et forte qui est le propre des peuples vraiment dignes de la liberté.

Essayons pourtant de voir un peu plus au fond des choses. Rendons-nous compte des causes qui ont préparé la situation anormale et remplie de périls dans laquelle l'Europe en ce moment est étonnée et émue de se trouver.

La constitution de l'Europe manque visiblement des conditions qui assurent la stabilité des rapports politiques. Il ne subsiste plus un traité dont les clauses, généralement acceptées, garantissent un équilibre durable. Les traités de 1815 ont reçu tant d'atteintes qu'il est impossible de demander pour eux le respect. Ils ont d'ailleurs un vice originel : ils furent faits par des négociateurs qui méconnaissaient les droits de l'espèce humaine. L'histoire du congrès de Vienne est un monument de l'orgueil des rois vis-à-vis des peuples. On s'y partagea les populations comme après une razzia en Afrique on se partage les troupeaux capturés. En outre un grand nombre des dispositions qu'ils portent furent dictées par une haine aveugle contre la France. Celle-ci a dû les subir tant qu'elle restait affaiblie; depuis qu'elle a recouvré sa vigueur, elle proteste contre tant d'affronts et de méfiance, et entend s'y soustraire comme à une oppression injustifiable. Seulement, ces traités n'ayant pas été remplacés par un autre pacte, il s'ensuit que l'édifice européen n'a pas de fondations. Il repose sur le sable. Sentant de plus en plus l'instabilité de l'ordre européen, les gouvernements se tiennent en armes afin d'être en mesure de parer à des éventualités constamment imminentes. De là ce système qualifié de paix armée qui prévaut en Europe et impose de grandes dépenses aux États. C'est ainsi que la France, par exemple, entretient 400,000 hommes sous les drapeaux, tandis que 200,000 hommes suffiraient dans une situation qui serait régulière. La paix armée est une charge pour les peuples, et quand elle se prolonge indéfiniment, elle peut jusqu'à un certain point atteindre les sources mêmes de la prospérité des États. Est-ce cependant une raison pour se lancer de gaîté de cœur dans les hasards de la guerre alors qu'on n'y est provoqué par aucun dommage, par aucune offense?

De bonne foi, la paix armée, dont je ne conteste pas les inconvénients, avait-elle pour l'Europe des conséquences telles, que ce fût pour les peuples un mal intolérable auquel il fallait couper court à tout hasard? C'est ce qu'il est bon d'examiner en se dégageant des exagérations qui gâtent et discréditent les meilleures causes.

On représente que la paix armée est comme un boulet que traînent les différentes nations de l'Europe. Soit; cependant ce boulet n'était pas incommode à ce point qu'il leur interdît de faire des progrès. La paix armée pèse sur les budgets; mais si, en général, les budgets sont embarrassés et surchargés, c'est peut-être moins par la grande part qui y est faite aux institutions militaires que parce que chaque peuple, dans sa généreuse impatience du progrès, a voulu, sans compter et sans prendre la mesure de ses ressources, inscrire parmi les dépenses publiques, sur de grandes proportions, les améliorations sociales qui font l'honneur de notre siècle. On veut des voies de communications de toute sorte, et surtout des chemins de fer, qui rendent tant de services, mais qui exigent tant de capitaux; on veut des écoles de divers genres; on veut l'assainissement des villes et du territoire, des ports munis du puissant outillage qui est nécessaire à un commerce devenu immense. Avec de pareils désirs, auxquels les États s'abandonnent, persuadés que c'est la bonne pente, comment la plupart des budgets n'auraient-ils pas été obérés?

Il n'y avait guère que le budget de l'Angleterre où le gouvernement fût bien à l'aise, parce que là le gouvernement laisse à l'industrie privée le soin, le profit et la gloire de la plupart de ces améliorations. Le régime de la paix armée restreignait, dans une notable mesure et d'une manière regrettable, l'essor de la société vers le perfectionnement social et politique, l'accroissement de la prospérité générale et individuelle, le développement du bien-être, mais il ne le paralysait pas. Personne ne peut nier que les hommes ne fussent incessamment mieux nourris, mieux vêtus, mieux logés, mieux pourvus des principaux éléments du bien-être, que les villes ne reçussent d'utiles embellissements, que les lumières ne se répandissent avec rapidité, que les mœurs publiques ne devinssent graduellement meilleures. Des établissements manufacturiers s'élevaient de toutes parts, en même temps que des écoles et tous les autres établissements que comporte une civilisation avancée. L'agriculture, justement nommée le premier des arts, mais jusqu'à notre époque le moins encouragé, augmentait sa puissance productive. La progression des revenus de l'État était manifeste chez toutes les nations européennes à peu près, des rives du Tage et du Volturne à celles du Danube, de l'Elbe et du Volga. C'est le signe le plus certain de la prospérité publique. Quand on a sous les yeux de tels symptômes, on ne peut admettre que la société soit ruinée, qu'elle ploie sous le faix, et on repousse énergiquement comme une assertion sacrilége cette conclusion, que, poussés à bout et n'ayant plus d'autre issue, les peuples en soient réduits à se précipiter dans la guerre, comme pour forcer le destin à s'expliquer.

Quant aux charges matérielles qu'occasionne la paix armée, il n'est pas impossible de s'en former une idée approximative. La principale, la plus visible, celle qu'on allègue le plus, c'est le prélèvement excessif qu'elle fait sur les revenus des États. A ce sujet, quelques mots d'explication : occupons-nous de la France ; c'est son intérêt qui nous touche avant tout, ce sont ses affaires qui nous importent, c'est elle que nous connaissons le mieux. Admettons que la paix armée détermine la présence sous nos drapeaux de 200,000 hommes de plus. 200,000 hommes ajoutés au noyau de l'armée entraînent, en temps de paix, une dépense supplémentaire de 100 millions environ. Or, si nous faisions la guerre jusqu'à ce que nous eussions obtenu le remaniement de la carte de l'Europe, on peut bien supposer que nous aurions à emprunter 1 milliard et demi effectif, comme dans la guerre de Crimée, dont l'objet était plus simple et plus nettement défini. De plus, eu égard à l'état du marché, il ne semble pas qu'on dût s'attendre à placer l'emprunt au-dessus du taux de 55 en 3 pour 100. Avec l'amortissement accoutumé, ce serait une charge annuelle d'environ 85 millions à perpétuité. A cela on doit joindre une somme assez forte pour les pensions militaires. L'appauvrissement qu'éprouverait la société du fait de la guerre arrêterait la progression de l'impôt. De là une somme à rabattre du budget des recettes. Finalement, la guerre terminée, le budget de l'État en serait affecté plus que par l'obligation imputée au système de la paix armée d'entretenir 200,000 hommes de plus. Il y aurait ensuite la perte que subirait la société, par le fait de la destruction des capitaux que la guerre absorbe et par celui du ralentissement imposé à l'industrie et au commerce, outre la douleur et l'affliction qui seraient semées dans la plupart des familles, et qu'aucune somme d'argent ne pourrait balancer. Ainsi, à part toute considération d'humanité, et c'est par manière de raisonnement que nous consentons à en faire abstraction, on voit par ces aperçus relatifs à la France que se jeter dans les hasards de la guerre, afin de sortir des embarras et des dépenses de la paix armée, serait un fort mauvais calcul, une opération détestable.

Dira-t-on que le système de la paix armée prive les arts utiles des bras d'un grand nombre d'hommes? Mais si nous faisions la guerre, ce serait bien autre chose. Tant que les hostilités dureront, l'armée française devra être augmentée; comme on le disait il y a peu de jours, nous aurions 600,000 hommes sous les drapeaux. Et ces soldats, la lutte terminée, rentreraient-ils dans leurs foyers pour s'y remettre au travail? Hélas! il y aurait dans leurs rangs l'épouvantable déchet de la guerre. Les armes meurtrières dont on se sert aujourd'hui fauchent les bataillons et les régiments avec une rapidité effrayante. Ainsi, dans l'intéressant livre du docteur Chenu, je lis ce renseignement, qu'à la bataille de Waterloo, qui fut si longue et si acharnée, et dans les deux jours précédents, l'armée anglaise, fort maltraitée malgré sa victoire, n'eut pas plus de 8,000 blessés, tandis qu'à Solférino les Français et les Sardes en ont eu 16,000 et l'armée autrichienne 21,000 (1). Les maladies, la fatigue déciment les armées et font plus de victimes encore que le fer et le feu, le double pour le moins, à ce que nous apprend la statistique. Après une guerre un peu prolongée, la portion énergique et vaillante de la population, celle qui peuple les ateliers et subvient aux travaux pénibles des champs, serait donc diminuée partout. Cet effet serait plus sensible qu'ailleurs dans les pays tels que la France, où la population ne se développe qu'avec lenteur. A ce point de vue donc, la guerre, au lieu d'être un correctif de la paix armée, ne ferait qu'en aggraver les funestes effets.

Prenant la question par un autre côté, on représente que la paix armée entretient parmi les peuples la défiance et l'irritation. Il se peut qu'elle y tende, et je le crois; mais tant que dure la paix, même armée, les peuples se visitent pour leurs affaires, leur agrément ou leur instruction : de là une tendance meilleure qui fait plus que balancer l'autre. N'est-il pas évident que, surtout depuis qu'un réseau de chemins de fer couvre l'Europe entière, les peuples, en dépit de la paix armée, s'apprécient et s'estiment de plus en plus, et ont une sincère amitié réciproque. Les gouvernements peuvent être momentanément aigris les uns contre les autres; les nations ne les imitent pas. Dans la

(1) Voici un autre terme de comparaison que fournit le même ouvrage : « Dans l'armée anglaise, dit M. Longmore, la portée des anciens fusils (les *brown-bess*) était de 90 yards (82 mètres), et celle des carabines de 200 yards (181 mètres). Aujourd'hui, avec les armes dites Enfield, la portée du but en blanc est de 1,000 à 1,100 yards (de 916 à 1,006 mètres). Aussi, dans la guerre de la Cafrerie, d'après l'autorité du colonel Wilford, sur 80,000 coups de fusil tirés avec les brown-bess, 25 hommes seulement ont été atteints, tandis que dans la guerre des Indes, à Cawnpore, une compagnie armée de fusils Enfield mit, par une seule décharge, 69 cavaliers hors de combat. » (*Rapport au conseil de santé*, etc., par le docteur Chenu, p. 630.)

guerre, quand toutes les familles sont atteintes dans leurs affections les plus chères et dans leur fortune, quand aux griefs privés se joignent les griefs de la patrie, les haines nationales se ravivent, elles s'emparent des âmes. même des meilleures, elles deviennent ardentes, implacables; la civilisation recule dans ce qu'elle a de plus majestueux, le rapprochement sympathique des peuples et des races.

Supposons la guerre déclarée. Le Rubicon est franchi; c'est alors qu'il faut résolûment soutenir l'honneur national, car un échec n'atteindrait pas seulement la dignité du pays, ce serait la ruine matérielle de sa puissance. De nos jours, la guerre n'offre pas seulement les tristes et odieux caractères qui, avant notre époque, la faisaient si vivement réprouver des philosophes, des hommes vraiment religieux, des esprits libéraux, comme des commerçants et des chefs d'industrie, et si cordialement détester des mères de famille. Elle y joint un grand défaut que tout homme d'État digne de ce nom doit prendre en grande considération, elle est effroyablement dispendieuse. Le temps n'est plus où un État tel que la France pouvait faire face à l'Europe coalisée et subvenir à toutes les dépenses de son administration avec des budgets de 600 millions à 1 milliard 200 ou 300 millions (1), comme ceux du premier empire. La guerre de

(1) En l'an IX (1801), les dépenses de l'État furent de 550 millions. Avec les frais de perception, ce serait moins de 600 millions. Le budget des dépenses s'élève progressivement. Il est de 500 millions en l'an X, frais de perception non compris, de 632 en l'an XI, de 804 en l'an XII. On trouve dans M. Mollien les chiffres suivants sur les huit dernières années de l'empire.

1806.. . . .	970,810,000 fr.	1810.. . . .	859,164,000 fr.
1807.. . . .	777,850,000	1811.. . . .	1,103,367,000
1808.. . . .	811,418,000	1812.. . . .	1,168,000,000
1809.. . . .	857,371,000	1813.. . . .	1,263,803,000

Russie en 1854 et 1855, celle d'Italie en 1859, celle qui a déchiré le sein de l'Union américaine de 1861 à 1865, montrent à quelles dépenses on s'oblige de nos jours, quand on s'engage dans une grande guerre. Dans la lutte de 1854 et 1855 contre la Russie, quoique la France partageât la tâche avec un puissant allié, nous avons dû, pour dix-huit mois d'hostilités, emprunter 1 milliard 1/2, outre ce qu'a pu fournir aux budgets de la guerre et de la marine l'impôt, augmenté dans la limite du possible. En peu de semaines, la guerre d'Italie de 1859 nous a coûté près de 500 millions, obtenus par l'emprunt, sans compter tout ce qu'on a pu prendre sur les revenus ordinaires. La guerre la plus récente dont le monde civilisé ait donné le spectacle, celle où le nord et le sud des États-Unis étaient en présence, a laissé au Nord une dette de 15 milliards, outre les emprunts particuliers des États et des villes qui avaient souscrit des engagements considérables pour enrôler des volontaires et équiper des régiments, le tout indépendamment des impôts grandement accrus. Le nord des États-Unis a donc dépensé pour faire la guerre bien au delà de 4 milliards par an.

Il serait téméraire d'essayer de prévoir la somme qui sera nécessaire aux puissances belligérantes; mais il est vraisemblable que pour chacune d'elles ce ne sera pas moins d'un milliard d'ici à la fin de l'année. Or la Prusse, l'Autriche, l'Italie, les seules puissances dont il soit permis encore d'affirmer qu'elles vont s'engager dans le conflit, sont-elles en position de se procurer une pareille somme? A cette question, la réponse ne peut être affirmative que pour la Prusse, dont les finances sont dans un état meilleur, et qui jouit d'un grand crédit. La Prusse pourrait trouver toute somme qu'il lui faudrait, par le moyen de l'emprunt et de l'impôt convenablement combinés. Jusqu'à quel point en serait-il de même de l'Autriche et de l'Italie? Ici la scène change, et ce qui est une certitude quand il s'agit de la monarchie des Hohenzollern devient, avec ces deux autres États, extrêmement problématique. L'Autriche a fait des efforts d'une louable persévérance pour remettre l'ordre dans ses finances. Soumise au régime du papier-monnaie depuis 1848, sous la forme des billets de la banque d'Autriche, investis du privilége du cours forcé, elle a senti qu'il lui importait de s'y soustraire. Ce résultat si désirable et tant désiré était au moment d'être atteint lorsque ont éclaté les difficultés actuelles, et on pouvait raisonnablement se flatter de voir sous peu le papier-monnaie remplacé dans les échanges par les métaux précieux, car le cours des billets était tout près du pair; mais déjà cet heureux symptôme est évanoui. Le papier-monnaie autrichien présente aujourd'hui un grand écart. Le pair du florin serait de 2 francs 59 centimes; le cours du florin en papier est de 2 francs environ. Tant que persistent les causes qui l'ont déterminée, la dépréciation du papier-monnaie est comme la chute d'un bloc de rocher du sommet d'une montagne; elle va toujours se précipitant davantage. C'est que, plus on émet de papier-monnaie, plus il se déprécie, et plus il s'est déprécié, plus forte est la quantité qu'il en faut émettre pour se procurer une même ressource effective, c'est-à-dire l'équivalent d'une même somme en or ou en argent. C'est ainsi que le papier-monnaie des États-Unis pendant la guerre civile, après s'être maintenu avec une perte d'un cinquième ou d'un quart au plus pendant un long intervalle, est de là descendu assez vite à une dépréciation de moitié, plus vite encore à celle des deux tiers. Si le Sud, moins exténué, avait pu continuer la lutte un an de plus, la perte sur les *green-backs* (1)

(1) *Green-backs*, dos verts. On nomme ainsi le papier-monnaie du gouvernement fédéral, à cause de la couleur du papier sur lequel il est imprimé.

eût été vraisemblablement des cinq sixièmes, peut-être des neuf dixièmes.

C'est pour ce motif qu'un État qui a établi le papier-monnaie chez lui trouve très-difficilement à négocier des emprunts de quelque importance. L'étranger se refuse à lui prêter, parce qu'il ne sait sur quoi compter. Les nationaux, pour y consentir, réclament de grands avantages, des priviléges exceptionnels, onéreux au trésor, et même à ces conditions ils sont fort tièdes et ne prêtent que des sommes bornées. Aussi les États dont les finances sont lancées sur la mer agitée du papier-monnaie n'empruntent-ils guère que par l'émission même de ce papier. Avec le papier-monnaie, dont le signe caractéristique est le cours forcé, un État emprunte à ses nationaux, quoi qu'ils en aient. C'est en apparence d'une commodité parfaite. On fait de l'argent sans rien de plus qu'une planche aux assignats ; mais cet argent si aisément fabriqué se rapproche de plus en plus de la fiction. De plus en plus on voit que c'est l'ombre substituée à la substance. L'instrument des échanges, qui est non plus un poids fixe d'or ou d'argent, mais un chiffon de papier inconvertible en métal et par cela même mobile dans sa valeur et baissant selon des lois capricieuses, n'offre plus de sécurité au commerce et à l'industrie agricole ou manufacturière. Le producteur, n'étant plus assuré de recevoir en payement de ses produits une valeur équivalente, est découragé et hésitant ; il restreint ses opérations. Le travail se suspend ou tout au moins languit. Une société qui travaille moins s'appauvrit, parce que c'est le travail qui est le générateur de la richesse. Les impôts rendent moins en proportion de la diminution de la production et des affaires dont la production est la base. Les populations, dont la principale ressource est dans leur salaire, souffrent, se plaignent et s'aigrissent. Le trésor national s'emplit moins, non-seulement parce que la féconde activité du travail a reçu une forte atteinte, mais aussi parce que les impôts s'acquittent en un papier de plus en plus déprécié. Si pour remédier à la pénurie du trésor on fait varier le tarif des impôts au prorata de l'avilissement du papier-monnaie, on n'évite un écueil que pour se heurter sur un autre. Ces changements, qui ne peuvent jamais se faire que par approximation, alarment les producteurs, bouleversent les contrats, troublent toutes les existences, puisqu'ils réagissent sur les engagements antérieurs, et, par les pertes qu'ils déterminent, déconcertent les peuples et ajoutent à leur mécontentement. C'est bientôt un désarroi général.

Voilà pourtant où en sera réduit l'empire d'Autriche! Jusqu'où pourra aller la dépréciation dans cet empire? Je ne me hasarderai pas à émettre une conjecture, mais il n'y aurait rien de surprenant à ce que, après quelques mois de guerre, le florin en papier tombât à 1 franc. Alors, pour obtenir une valeur effective de 100 millions de francs, somme si vite dévorée par une grande guerre, il faudrait ajouter à la circulation 259 millions en papier. L'État s'endettant de 259 millions pour 100 millions qu'il recevrait, quelle épreuve pour les finances! Lorsqu'ils sont ainsi à bout de ressources régulières, les gouvernements ont infailliblement recours aux réquisitions et aux exactions, parce que tous les moyens légitimes leur ont échappé ou se sont brisés dans leur main. La forme de ces spoliations varie selon le génie des financiers du jour, mais le fond est invariablement le même, à savoir la violence et la tyrannie. En un mot, pour peu que la guerre se prolongeât, la situation intérieure de l'Autriche ne serait plus tenable. Le gouvernement des Habsbourg serait amené forcément à obérer ses peuples, à violer vis-à-vis d'eux les lois et les usages des sociétés civilisées et à leur donner des griefs contre lui-même en séquestrant leurs libertés.

Les contributions et les réquisitions levées sur le pays ennemi, en supposant qu'on soit victorieux et qu'on ait porté la guerre au delà des frontières, n'apportent pas un grand adoucissement à la gêne extrême qui est l'accompagnement du papier-monnaie. L'expérience a prouvé que ces expédients rapportent à celui qui les impose infiniment moins qu'ils ne coûtent aux contrées occupées qui les subissent. On ruine l'ennemi, on lui inflige une détresse affreuse; l'aide qu'on en retire n'est que très-médiocre, parce que ce qui est ravi à l'habitant est en majeure partie gaspillé et détruit. Et souvent on a lieu de se repentir de cette pratique, non-seulement parce qu'on se fait ainsi une détestable renommée, sans tirer un grand profit matériel de ses méfaits, mais aussi parce qu'en traitant de la sorte les populations envahies on leur inspire le courage du désespoir.

L'empire d'Autriche est cependant d'une constitution assez robuste pour résister aux épreuves intérieures que nous venons d'énumérer. Ce ne serait pas la première fois que le souverain et les peuples auraient souffert ensemble. La communauté d'existence heureuse et malheureuse entre la maison d'Autriche et ses sujets est plusieurs fois séculaire. Les liens d'affection réciproque sont aussi solides qu'ils sont anciens. L'empire peut subir des désastres, il n'en serait pas désorganisé; mais l'Italie, royaume né d'hier, a-t-elle les mêmes garanties?

Au point de départ, je veux dire en ce moment-ci, les finances de l'Italie sont dans un état pire que celles de l'Autriche. Le point de départ pour l'Autriche, c'est un budget à peu près en équilibre; pour l'Italie, c'est un budget en proie à un déficit chronique. Les diverses mesures financières recommandées par M. Scialoja vont être adoptées ou l'ont été ces jours derniers; mais cette sanction donnée *in extremis* par le parlement italien ne fera au nouveau royaume qu'un budget de paix, alors qu'il aurait besoin d'un budget de guerre qui serait tout différent. On comblera la différence au moyen du papier-monnaie; l'affaire est arrangée avec la banque principale, aux billets de laquelle on accorde le cours forcé : funeste présent pour le pays et pour la banque elle-même! Voilà donc l'Italie sous la loi du papier-monnaie. C'est une plaie qu'elle ne connaissait pas et qui l'éprouvera profondément. Déjà avant l'émission totale des 250 millions en billets de banque dont le gouvernement italien s'est réservé l'usage, ce papier-monnaie perd plus de dix pour cent. Où en sera-t-il quand les billets émis en faveur de l'État seront montés à 7 ou 800 millions, niveau qu'on atteindrait bien vite avec la guerre? Il n'y aurait rien de surprenant à ce qu'alors la dépréciation fût des trois quarts. Qu'est-ce que deviendront le commerce et l'industrie de l'Italie, sous ces malencontreux auspices? Avec des transactions interrompues, un travail désorganisé, quelles perspectives sont ouvertes à ce jeune royaume? Comment s'arrangera le gouvernement avec cette population si impressionnable, si mobile? Qu'est-ce que celle-ci pensera bientôt du nouveau régime, que les partisans des gouvernements déchus s'appliquent tant à décrier?

Avec ce papier avili que l'Italie donnera à ses soldats et à ses fournisseurs, comment marchera la guerre? On répond que l'Italie peut disposer d'un capital de 2 milliards en biens du clergé, et que ce sera pour elle ce que furent pour la révolution française les biens des couvents et ceux des émigrés. C'est en effet une réserve, mais elle est moins large que ne le ferait penser une estimation de ces biens qui se rapporte à un état normal des choses. En France, la vente des biens du clergé avait commencé et était passée dans la pratique avant que la révolution française n'eût rompu avec l'Europe. La guerre, dès qu'elle eut éclaté, fut marquée par des événements tels que le gouvernement révolutionnaire fut respecté et craint au dedans et au dehors, ce qui, pendant quelque temps, soutint le cours des assignats. Le papier-monnaie de l'Italie aura-t-il la même assistance? Je souhaite de tout mon cœur à l'Italie unitaire que, si elle rencontre les Autrichiens sur les champs de bataille, elle ait ses journées de Valmy et de Jemmapes; mais personne ne peut affirmer qu'il en serait ainsi dans l'hypothèse où elle serait livrée à ses propres forces. Bien des personnes croient que, seule contre les Autrichiens, elle ne récoltera pas les mêmes lauriers que l'armée française au début des guerres de notre grande révolution, parce que les soldats italiens, tout braves et dévoués qu'ils sont, ne valent pas les bandes aguerries des Autrichiens, qui paraissent d'ailleurs tout aussi animées, tout aussi enthousiastes.

Il n'est pas certain que, mis en vente en ce moment, les biens du clergé trouveraient en Italie une foule empressée d'acquéreurs. En France, les biens nationaux qu'on vendait étaient la dépouille d'un clergé fugitif et d'une noblesse qui avait émigré, et par là s'était attiré des haines violentes. En Italie, ce sont les biens d'un clergé présent, actif, influent, dont le mécontentement, s'il se déclarait, serait un danger. Enfin on sait bien qu'en France même, malgré la crainte que la révolution française inspirait à l'intérieur et à l'extérieur, les terres du clergé et des émigrés ne se placèrent qu'à vil prix. En moyenne, on n'en retira peut-être pas le quart ou le cinquième de leur valeur. En résumé, ces biens du clergé italien, qui, avec la paix, auraient pu être utilisés de manière à sauver d'un désastre les finances de l'Italie, seront rapidement consumés en temps de guerre. Par conséquent, même en supposant, ce qui n'est point fait encore, qu'on organise sur une grande échelle la vente générale des biens du clergé, de manière à s'en défaire rapidement, la guerre, pour peu qu'elle ait de durée, ne dispensera pas le royaume d'Italie de la déplorable nécessité de recourir systématiquement et en grand aux réquisitions, qui sont la dissipation des ressources d'un État, la négation du droit de propriété, une menace permanente contre l'industrie, une rude atteinte à la sécurité que le travail réclame pour déployer son action. Pour qu'un royaume formé d'hier ne tombât pas en éclats dans une telle expérience, il faudrait qu'il eût bien du bonheur.

Ici, si je pouvais me permettre une digression, je m'arrêterais pour développer une idée qui ressort de ces observations et qui a bien sa moralité : un peuple qui ne sait pas s'administrer, qui gouverne mal ses finances, se frappe par cela même d'incapacité et se prive des moyens de soutenir une guerre juste ou injuste. Un peuple qui n'a pas le goût ou l'intelligence de l'industrie dans ses diverses branches, chez lequel le travail n'a pas une grande puissance productive, qui par cela seul est inhabile à créer de la richesse, est condamné par son impuissance même ou sa médiocrité, à s'abstenir de ce qui est possible à d'autres. La guerre sans nécessité est une faute de la part d'un peuple quelconque ; elle est une énormité et une occasion presque infaillible de désastre pour un peuple qui aurait désorganisé ses finances, ou qui ne posséderait pas dans une industrie vivace et bien organisée le moyen de les régénérer.

La conclusion qu'on peut tirer de ce qui précède, c'est que, sur les trois puissances qui depuis deux mois gravitent vers l'état de guerre et y sont inévitablement amenées aujourd'hui, il y en a au moins deux pour lesquelles ce sera une aggravation extrême d'une situation intérieure déjà difficile, sans compter les périls extérieurs. La temporisation, la paix armée, malgré ses inconvénients, était bien préférable ou bien moins mauvaise. Quant à la troisième, la

Prusse, les inconvénients et les dangers de la guerre seront pour elle d'un genre différent ; ils n'en sont pas moins réels ni moins graves. Je ne crois pas devoir tenter de les signaler ici en détail.

Ce serait se risquer plus qu'il ne convient dans les régions nuageuses de la politique toute spéculative quant à présent que de chercher à deviner si, après quelque temps, d'autres puissances n'interviendront point dans la guerre, quelles pourraient être ces puissances et quelle direction leur immixtion donnerait au cours des événements. Aujourd'hui la situation est trop obscure, elle change trop au gré des incidents, pour qu'il soit possible de se hasarder à des prévisions touchant à un tel sujet. Les perspectives de l'horizon sont comme les effets du kaléidoscope. Chaque jour pour ainsi dire en montre quelqu'une qui n'est pas celle de la veille. Mais à moins que les hostilités ne cessent dans un bref délai, il y a lieu de s'attendre à des complications nouvelles et à ce que le nombre des belligérants s'augmente de quelque grand État dont l'entrée sur la scène déterminerait celle de puissances rivales. La question romaine ne sera-t-elle pas bientôt soulevée, et la question d'Orient ne reparaîtra-t-elle pas après un peu de temps, si l'Allemagne et l'Italie sont en feu ? Quelle serait l'attitude de la Russie, qui est fort peu satisfaite des clauses du traité de Paris de 1856, en vertu desquelles elle est, comme puissance militaire, exilée de la mer Noire, et qui a un penchant bien naturel à profiter de toute occasion pour s'affranchir de cette interdiction ? L'Angleterre, qui, sous lord Palmerston, avait érigé en principe, presque en article de foi, depuis 1840, que le maintien intégral de l'empire ottoman était une des conditions nécessaires de l'ordre européen, resterait-elle alors fidèle au système d'abstention totale que depuis un petit nombre d'années elle s'est mise à professer, et dont le roi de Danemark a subi les conséquences ? Et la France, qui a protégé l'Italie, lui a assuré l'indépendance à Solférino et lui a fourni l'occasion de se constituer sur la base de l'unité, n'éprouverait-elle pas des tentations belliqueuses, si les Autrichiens, dans le cas même où ils n'auraient point été les agresseurs, après avoir battu les Italiens, qui auraient commencé la guerre, et passé le Mincio à leur suite, reprenaient à l'Italie la Lombardie, présent de la France, et franchissaient les Apennins pour menacer Florence ? La guerre, une fois commencée, pourrait donc amener des prétentions nouvelles et très-inquiétantes, bien d'autres même que celles que nous venons d'indiquer, car par exemple la question des principautés danubiennes est aujourd'hui pendante, et il ne faudrait pas la travailler beaucoup pour en faire sortir des causes de conflit. On ne sait pas où la guerre une fois déchaînée pourra mener l'Europe. C'était une raison puissante pour qu'on s'efforçât de l'écarter quand il en était temps encore.

En ce qui concerne la France, il y a lieu de recommander qu'elle garde la neutralité et s'abstienne, tant qu'on la respectera, de prendre fait et cause pour quelqu'une des parties belligérantes. Il ne manque pas de personnes qui veulent que la France guerroie pour soutenir l'Italie et lui donner Venise. Les bons esprits admettent unanimement qu'il est de la dignité de la France de protéger contre un retour offensif de l'Autriche cette Italie dont elle a contribué à fonder l'unité. Mais tant que l'Autriche n'attaquera pas l'Italie, la France doit se tenir pour satisfaite, et si c'est l'Italie qui se fait l'agresseur, la France doit lui laisser la responsabilité de sa levée de boucliers. On ne saurait reconnaître à l'Italie le droit d'engager la France dans la guerre par une agression contre l'Autriche. L'Italie est indépendante; mais apparemment la France l'est aussi. L'Italie peut, sans la permission de la France, par l'effet de son libre arbitre, se précipiter dans les hasards de la guerre en s'écriant : *l'Italia fara da se;* mais si, en vertu de son indépendance, l'Italie commet la hardiesse ou la témérité d'attaquer l'Autriche, que ce soit à ses risques et périls. Si elle y conquiert une province, tant mieux pour elle, qu'elle la conserve. Mais si la chance des batailles faisait qu'elle en perdît une, nous faudrait-il passer de nouveau les monts pour la lui reconquérir, en y sacrifiant une seconde fois 50,000 de nos braves soldats et 500 millions ? Quelle serait la fin de ce jeu étrange où nous interviendrions sans cesse pour restituer à l'Italie ce qu'elle aurait perdu par suite de ses entreprises ? Je ne réclame pas pour mon pays la domination de l'Italie, mais je proteste contre un système qui ferait de nous ses champions contraints et forcés, et avec lequel nous serions, non pas ses patrons, mais ses humbles serviteurs.

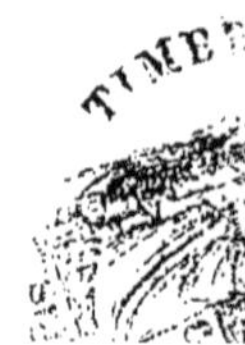

II.

La guerre serait-elle définitivement évitée lors même que, par impossible, on parviendrait à retenir l'élan des armées de l'Italie, de l'Autriche, de la Prusse? On peut croire que ce ne serait qu'un ajournement, si l'on n'allait pas au delà dans les voies de la conciliation et de l'affermissement de l'assiette de l'Europe. L'ordre européen, n'ayant plus aucun fondement solide, est à chaque instant à la merci d'un incident, d'un coup de main d'une puissance, des intrigues d'une autre. Les grands États ont lieu d'être constamment sur le qui-vive, les petits États doivent sans cesse trembler; leurs souverains, le soir en se couchant, ne sont pas assurés de se retrouver le matin à leur réveil la couronne sur la tête.

Un ordre stable n'est possible que sur des bases nouvelles, c'est une vérité reconnue aujourd'hui; mais on est d'accord seulement sur ce qui peut s'appeler la partie négative du sujet, c'est-à-dire sur ce point que les fondations manquent à l'édifice européen, qu'il est indispensable d'avoir un nouveau traité de Westphalie. Sur ce que seraient ces fondations, sur ce que pourraient être les stipulations du traité, l'unanimité fait place au désaccord : chacun a ses opinions qu'il maintient et qu'il garde.

Je n'ai point, Dieu m'en préserve, la présomption de me croire capable d'indiquer ce que pourraient être ces nouvelles bases. Les différents États de l'Europe ont des diplomates qu'ils payent chèrement pour examiner et élaborer les problèmes de ce genre. Ces hauts fonctionnaires ont une belle occasion pour déployer leurs talents et leur savoir-faire. Ils seront sans doute heureux de la saisir. Ils ont dû déjà se livrer à de profondes méditations sur ce sujet. Le public européen attend, disposé à les écouter comme des oracles; il applaudira vivement si on lui apporte un arrangement passable, et son suffrage pèsera dans la détermination des gouvernements.

Lorsqu'il s'agissait de réunir la conférence que le refus de l'Autriche a forcé l'Europe à abandonner, il avait été convenu qu'elle n'aurait à traiter que certaines affaires désignées d'avance, celles qui ont mis les armes à la main des trois États engagés : les duchés de l'Elbe, la Vénétie, la réorganisation de la Confédération germanique. Il était utile que le rôle de la conférence fût ainsi nettement limité, c'était la condition même d'une issue pacifique du différend actuel. Est-ce pourtant là tout ce qu'il convient de demander? Une fois cette querelle apaisée, il y aurait eu lieu de revenir à la pensée d'un congrès où toute l'Europe serait représentée, et qui se proposerait la tâche recommandée à l'Europe par l'empereur Napoléon III il y a trois ans, de dresser solennellement un acte qui désormais serve de base au droit public de l'Europe. Pour une œuvre pareille, le concours de tous est indispensable.

Bien plus, les rapports des différents États de l'Europe se sont tellement multipliés, et par conséquent les sujets de discussion tendent tellement à être nombreux, qu'il ne suffirait plus d'assembler un congrès qui préparât un traité pour se dissoudre ensuite. Il faudrait à l'Europe une sorte de tribunal international où les différends viendraient se vider et devant lequel seraient traduites les questions à résoudre. Ce conseil ressuscité des amphictyons de la Grèce serait un bienfait pour les peuples. On ne voit même pas d'autre moyen d'assurer le respect dû à l'acte de pacification qui aurait été convenu et de garantir l'Europe pour un long espace de temps contre le retour du système de la paix armée.

La tentative d'instituer un pouvoir investi de cette haute prérogative ne serait pas une nouveauté. Dans le moyen âge, la papauté était une autorité arbitrale reconnue par les princes turbulents de ce temps-là et à plus forte raison par les peuples, pour lesquels c'était une providence tutélaire. Les sentences du saint-siége obtenaient, sinon toujours, du moins souvent, l'obéissance et le respect. La base de cette juridiction, c'était la croyance que le pape, vicaire de Jésus-Christ, était le supérieur des rois, à ce point que ceux-ci fussent devant lui de simples justiciables et pussent par lui être dépouillés même du sceptre. Une pareille constitution de l'Europe a fait son temps depuis des siècles, et aujourd'hui on ne peut la mentionner que pour mémoire.

De ce système, tout ce qui peut se recommander de nos jours, c'est la pensée vraie, généreuse et toujours opportune, que la chrétienté est un grand corps où les éléments d'homogénéité sont très-vivaces et mériteraient d'être consacrés par une organisation politique permanente. Ce fut cette pensée que reprirent les souverains de l'Europe en 1815 sous l'influence de l'empereur Alexandre. Malheureusement elle fut viciée par les passions réactionnaires qu'on y mêla presque aussitôt. Il en sortit la Sainte-Alliance, institution remarquable en elle-même, mais qui n'est plus connue de nos jours que par les tendances antilibérales auxquelles elle s'abandonna. A ce titre, l'impopularité qui s'attache à son nom est pleinement justifiée. Aussi les amis des libertés publiques en Europe s'élevèrent-ils contre elle avec énergie, indignés qu'ils étaient de la compression qu'elle s'efforçait d'établir et de la propagande qu'elle exerçait en faveur de l'absolutisme par des expéditions comme celles des Autrichiens contre le gouvernement constitutionnel en Piémont et à Naples en 1821, et celle de la France en Espagne en 1823. La Sainte-Alliance fut frappée à mort par la résistance de l'Angleterre, où Canning eut le mérite de la répudier avec un grand éclat. Il en resta cependant pour les cinq grandes puissances l'usage, bon en soi, de conférer de temps en temps sur les intérêts communs et d'exercer par intermittence un arbitrage général auquel, depuis 1830 et même un peu auparavant, présida le plus fréquemment un louable esprit de modération. C'est ainsi, par exemple, qu'on intervint en 1828 pour sauver la Grèce de la destruction. En 1856, après la guerre de Crimée, l'harmonie des grandes puissances, qui avait été détruite par cette lutte sanglante, parut se rétablir plus cordiale que jamais. On put croire que le concours de tous était acquis à la cause du progrès, et un souffle généreux dirigea les délibérations du congrès de Paris. Mais ce ne fut que pour un moment. La froideur se mit bientôt entre la France et l'Angleterre. D'autres dissidences éclatèrent entre les États les plus influents. La doctrine de l'isolement devint à la mode. L'Angleterre, en se désintéressant totalement des affaires du continent, y a contribué pour une bonne part.

Envisagée dans son principe, la Sainte-Alliance répondait à un besoin réel, impérieux même, des esprits, celui de maintenir un lien visible entre des nations d'une même famille, adorant le même Dieu, ayant les mêmes mœurs, professant les mêmes idées, cultivant les mêmes sciences par les mêmes méthodes et se livrant aux mêmes arts par les mêmes procédés, et d'ouvrir pour ces nations un aréopage auquel le faible pût recourir contre les entreprises du fort. Dans son principe même néanmoins, elle soulevait une objection que saisirent aussitôt les amis de la liberté, parce qu'on leur en donna lieu. Si parmi les peuples chrétiens une autorité positive était constituée, ce serait la monarchie universelle, qui est la proche parente du despotisme universel. La critique, que nous venons d'exprimer, du principe de la Sainte-Alliance était particulièrement fondée à l'époque où cette organisation vit le jour. La voix des peuples était étouffée, leurs penchants et leurs vœux n'étaient comptés pour rien. Des doctrines surannées étaient ressuscitées, et, non contentes de braver l'opinion publique, elles s'imposaient, le sabre à la main. Si l'institution de la Sainte-Alliance avait jeté des racines profondes dans le sol de l'Europe, celle-ci eût été à la merci de deux ou trois personnages, têtes couronnées ou ministres, qui auraient tenté d'immoler la liberté politique, car à leurs yeux le libéralisme était le mal absolu, une invention de Satan; mais le sol européen se refusa à cette acclimatation d'un despotisme systématique, comme il l'avait repoussé du temps de Philippe II et de Louis XIV. Quand même cette monarchie semblerait avoir plusieurs têtes, du moment que ces têtes seraient d'accord ou ployées sous une domination, il en naîtrait un grand péril : la liberté même de l'esprit humain serait compromise. Elle courrait le risque d'être étouffée sous cette consolidation de la chrétienté, ainsi que la fable raconte que Jupiter, pour se défaire des Titans, les ensevelit sous des montagnes.

Ce n'est point sans dessein que je prends ce terme de comparaison. Il y a de la nature des Titans dans l'esprit humain. Il est audacieux, il a besoin qu'on le laisse aller à l'escalade de toute chose, même de ce que les hommes auraient été accoutumés à respecter. La destinée de l'homme ici-bas réclame et le progrès des sociétés exige que l'esprit humain soit libre, quelques inconvénients que cette liberté puisse entraîner. Et si l'esprit humain doit être libre, il faut, pour que cette liberté soit consacrée, que le principe de l'indépendance des États ne soit pas démenti par l'organisation des rapports internationaux. L'indépendance des États est la sauvegarde des droits de l'esprit humain.

L'observateur attentif qui de nos jours étudie l'Europe y constate donc deux nécessités qui semblent s'exclure, mais dont l'incompatibilité n'est qu'apparente : celles d'un certain degré d'unité et de l'indépendance des États.

Il est nécessaire à l'Europe que les relations des États les uns avec les autres soient soumises à certaines règles, à un certain contrôle, et qu'il y ait un droit international positif, tout comme il y a une morale chrétienne uniforme à Londres, à Paris, à Vienne, à Berlin, à Saint-Pétersbourg, à Madrid, qui offrent un admirable faisceau de nations civilisées, chacune avec son génie propre. Il est contraire aux intérêts de l'Europe, à sa dignité, à son honneur, que cette partie du monde se présente comme un pêle-mêle de peuples isolés les uns des autres, suivant chacun sa voie à son gré, sans écouter d'autres convenances que les siennes et d'autre loi que son ambition, et sans être responsable de ses actes envers personne.

Le système de l'isolement complet des États et de l'absence de tout contrôle a pour conséquence directe le règne de la force. Ce serait l'écrasement des petits par les gros, au mépris des droits les plus sacrés; c'est la démoralisation du droit international. L'Europe alors, cette Europe qui est fière de l'avancement de ses idées et amoureuse du progrès, en reviendrait à une organisation semblable à celle du moyen âge, où les seigneurs indépendants les uns des autres se querellaient sans cesse, opprimaient et désolaient les populations, et, se livrant sans vergogne à l'esprit de conquête, dérobaient tant qu'ils le pouvaient les territoires de leurs voisins, jusqu'à ce qu'ils trouvassent un antagoniste plus fort ou plus rusé qui les dépouillât à son tour.

Mais le besoin d'une organisation tutélaire qui fasse respecter les règles d'un droit public adopté d'un commun accord n'est pas le seul qu'éprouve l'Europe, et en faveur duquel il y ait lieu de réclamer. La civilisation ressent un autre besoin égal et parallèle à celui-ci et qui semble en être le contraire, c'est celui de l'indépendance des États et du respect de leur souveraineté. Et ce besoin-là se recommande de l'apostille d'une haute et puissante personne, la liberté. L'unité peut être excellente quand le territoire auquel on l'applique ne dépasse pas certaines limites. Elle est mauvaise quand on veut trop l'étendre. Entre les différentes parties de l'Europe, les liens peuvent être plus resserrés qu'ils ne l'ont été jusqu'à ce jour; mais ils doivent ménager et respecter l'indépendance individuelle des États, garantie de la liberté de l'esprit humain.

C'est, dira-t-on, un problème insoluble que de faire concorder l'indépendance des États et l'établissement d'un congrès européen qui serait permanent et exercerait des attributions importantes à l'égard de la communauté; poursuivre un objet pareil, c'est courir après des chimères. Il n'en est point ainsi. La vie des peuples offre dans son cours accoutumé une série de ces prétendues chimères passées dans la réalité. Sans sortir de l'état normal, l'existence des nations, on pourrait aussi bien dire celle des individus, s'écoule sous des influences qui semblent opposées deux à deux et présente ainsi en permanence des aspects qui semblent contradictoires. Il y a en politique l'autorité et la liberté, les droits de la société ou de l'État et les droits de l'individu, la prérogative du souverain et celle des corps politiques. Il y a dans la vie privée le droit et le devoir, le libre arbitre et la soumission aux règles de la morale. Entre ces deux séries de principes, de faits et de convenances, il est impossible de tracer mathématiquement une ligne de démarcation, soit dans la sphère politique, soit dans la vie privée. L'homme sage se comporte cependant de telle façon qu'aucune des deux forces n'opprime l'autre, aucun des deux domaines n'empiète sur l'autre. Les fous s'arrangent au contraire de telle sorte que le conflit éclate et que l'empiétement se produise.

Avec des hommes tels que Washington et Franklin, l'un du Sud, l'autre du Nord, jamais la guerre civile n'eût éclaté aux États-Unis, parce que c'étaient des sages qui se pliaient aux exigences de la position et comprenaient l'enseignement qui ressort du progrès des temps. Avec les hommes médiocres, ou tourmentés d'une ambition fébrile, qui présidèrent aux destinées de l'Union américaine dans la période antérieure à 1861, la guerre civile a éclaté et a dû éclater.

En Angleterre, depuis 1688, la prérogative royale et celle du parlement se côtoient sans se blesser, quoiqu'elles semblent et soient rivales. Voilà bientôt deux siècles que cela dure. En France, cinq ans de règne d'un Charles X suffirent pour que ces deux mêmes prérogatives fussent en hostilité déclarée et que l'une des deux immolât l'autre.

Supposez qu'après les cent-jours l'empereur Alexandre eût conservé le sentiment libéral qui l'animait quand il était a Paris au mois d'avril 1814, et que ce prince excellent, au lieu d'être, ainsi qu'il l'était, mobile et aisé à entraîner, eût été doué d'une fermeté inébranlable : la Sainte-Alliance aurait tourné différemment. Les passions réactionnaires auxquelles on s'abandonna eussent été contenues. Au lieu d'être une conjuration de rois pour refuser aux peuples les libertés que ceux-ci revendiquaient justement, elle fût devenue la sainte-alliance des nations autant que des souverains. Les souvenirs de cette institution, qui excite encore de nos jours l'animadversion publique, seraient l'objet des bénédictions des peuples.

Ces exemples, auxquels il serait aisé d'en ajouter d'autres, démontrent que dans la conduite des affaires de ce monde, le succès est subordonné moins encore à des règles tracées scientifiquement sur le papier qu'aux dispositions des hommes, à leur aptitude, à leur bon sens, à l'éminence et à l'à-propos de leurs qualités. Les règles, qui ici prennent les proportions d'un principe, n'en ont pas moins leur mérite et leur poids, et l'on se repent presque toujours de s'en être départi.

Une autre observation qu'il y a lieu de faire, c'est que les phénomènes politiques et sociaux procèdent par oscillations. Les influences qui semblent opposées deux à deux, et qui en réalité sont le complément les unes des autres, prévalent alternativement, parce que alternativement tels ou tels besoins se révèlent avec plus d'énergie. Or on peut penser qu'en ce moment le besoin du rapprochement est plus fort en Europe que le besoin contraire. La nécessité de s'entendre parle plus haut que la satisfaction de s'en aller chacun à l'aventure en suivant chacun son penchant. On a trop ressenti les inconvénients du caprice des initiatives isolées pour ne pas chercher à se retremper dans des résolutions communes. En un mot, les esprits sont mûrs pour un congrès qui, sous l'inspiration d'une opinion éclairée, libérale, progressive, travaillerait à mettre fin aux embarras dont l'Europe est obsédée, et poserait les termes d'un nouvel accord plus solide que tout ce qui s'est jamais vu en ce genre.

La coexistence de la souveraineté individuelle des États et d'une certaine unité manifestée par un congrès permanent ou se réunissant après des périodes d'une longueur déterminée n'est pas un fait sans précédents. Ce n'est pas seulement le conseil des amphictyons de la Grèce qu'on peut citer ici ; l'exemple manquerait d'autorité, il est bien loin de nous, et il avait réussi médiocrement; soit par la disposition du caractère national, soit par l'activité prodigieuse qu'avaient les intelligences, ces petites républiques de la Grèce étaient trop inquiètes, trop turbulentes, pour se prêter à l'observation de règles fixes et pour respecter une consigne. Heureusement notre temps nous en fournit un type bien plus imposant par sa masse, bien plus régulier dans ses formes, bien plus décisif par le succès obtenu : c'est l'Union américaine. L'Union s'est formée du rapprochement d'anciennes provinces détachées les unes des autres, transformées par la glorieuse guerre de l'indépendance en autant d'États souverains et indépendants. La réunion de leurs délégués prit le nom de congrès, qui est réservé aux réunions des envoyés d'États distincts, constitués sur la base de leur indépendance respective. Depuis 1789, date de la mise en vigueur de la constitution actuelle, l'Amérique du Nord a donné le spectacle de deux souverainetés marchant parallèlement l'une à l'autre, — celle de l'Union représentée par le président, le congrès, la cour des États-Unis et l'armée fédérale, — et celle des États, figurée par les chefs électifs qualifiés de l'ancienne dénomination coloniale de gouverneurs, les législatures, les cours et tribunaux et les milices de chacun d'eux. Ces deux souverainetés ont pu de temps en temps se contrarier par occasion, mais de 1789 à 1861 elles n'ont pas eu plus de froissements qu'on n'en rencontre dans la vie privée, entre de proches parents qui s'aiment, s'estiment et sont cités pour leur harmonie et le type qu'ils offrent de l'esprit de famille. Pour qu'il survînt un conflit entre elles, il a fallu non-seulement qu'entre le Nord et le Sud il y eût une différence aussi profonde que celle qui naissait de l'esclavage, admis dans le Sud et répudié dans le Nord, mais encore que le Sud égaré affichât la volonté de perpétuer et d'étendre sur de nouveaux espaces, d'importer même dans le Nord, sous une certaine forme, cette institution antipathique à l'esprit libéral et égalitaire dont l'Amérique du Nord est la plus parfaite personnification dans le monde. Après une lutte à jamais mémorable, le Sud a été vaincu et a dû se soumettre. L'esclavage est aboli. Cette œuvre accomplie, la souveraineté collective de l'Union, qu'on avait contrainte à déborder, va vraisemblablement rentrer dans son lit, reprendre son cours accoutumé et ses limites ordinaires, laissant à la souveraineté des États le champ qui lui a appartenu. Ce n'est pas moi qui signale ce modèle à l'Europe, sauf les variations et les restrictions qu'exige le génie de celle-ci. L'idée de reproduire, sous réserves, parmi les nations européennes une organisation plus centralisée même que celle de l'Union américaine, a été recommandée, il y a vingt ans, par un philosophe illustre qui à la savante analyse dont sont douées les têtes philosophiques unit l'esprit de divination qui est le propre des poëtes, M. Victor Cousin. Voici ses paroles :

« Un peuple est un grand individu. L'Europe est un seul et même peuple, dont les différentes nations européennes sont des provinces, et l'humanité tout entière n'est qu'une seule et même nation qui doit être régie par la loi d'une nation bien ordonnée, à savoir la loi de justice, qui est la loi de liberté. La politique est distincte de la morale, mais elle n'y peut être opposée. Et qu'est-ce que toutes les maximes inhumaines et tyranniques d'une politique surannée devant les grandes lois de la morale éternelle! Au risque d'être pris pour ce que je suis, c'est-à-dire pour un philosophe, je déclare que je nourris l'espérance de voir peu à peu se former un gouvernement de l'Europe entière à l'image du gouvernement que la révolution française a donné à la France. La Sainte-Alliance qui s'est élevée, il y a quelques années, entre les rois de l'Europe est une semence heureuse que l'avenir développera non-seulement au profit de la paix, déjà si excellente en elle-même, mais au profit de la justice et de la liberté européenne (1). »

Depuis que M. Cousin a écrit ces lignes, le monde a marché dans ce sens bien plus que dans la direction opposée.

Il y a plus d'une raison à faire valoir encore en faveur d'une organisation qui donnerait désormais un certain corps à la pensée de l'unité européenne. J'en citerai deux surtout qui me semblent d'un grand poids. La première, c'est que les obstacles qu'une organisation de ce genre aurait pu susciter et suscita effectivement aux libertés publiques, quand elle se produisit sous la forme de la Sainte-Alliance, sont écartés pour le présent et semblent devoir l'être à plus forte raison pour l'avenir. Les peuples maintenant sont hors de page; ils sont majeurs et s'appartiennent. Le régime représentatif, dont les chefs et les meneurs de la Sainte-Alliance avaient peur et qu'ils considéraient comme un ennemi, a gagné la victoire, et les rois se sont réconciliés avec lui, plus encore par vertu et par sagesse que par nécessité. Des tribunes où des hommes courageux font entendre le langage de la vérité sont debout maintenant à Berlin, à Madrid, à Lisbonne, dans la capitale de l'Italie, dans celle de l'empire d'Autriche et même dans celles des différents royaumes ou principautés placés sous le sceptre de la maison de Habsbourg, à plus forte raison dans tous les États secondaires ou petits de la Confédération germanique. Il semble même que le temps ne soit pas éloigné où il s'en dressera une à Saint-Pétersbourg. Le souverain éclairé qui a brisé les fers des serfs de la Russie aura quelque jour à

(1) Travail sur *Adam Smith*, lu à l'Académie des Sciences morales et politiques en novembre 1846. Voir les *Mémoires* de l'Académie et le *Compte rendu* de M. Vergé.

cœur d'établir cette conformité de plus entre son vaste empire et le reste de l'Europe. Il s'y est acheminé déjà par la création des assemblées provinciales. Avec ces nouvelles conditions de l'existence politique de l'Europe, où la liberté a sa place si bien faite et où elle est dans une position inexpugnable, on ne voit guère comment la reconnaissance d'une autorité collective du genre d'un congrès pourrait ouvrir la porte à la tyrannie, et faire courir des risques sérieux à l'indépendance des États.

L'autre raison se tire de l'apparition du colosse politique qui s'est créé de l'autre côté de l'Atlantique. Les États-Unis présentent un groupe admirablement lié de souverainetés, dont la puissance extérieure est formidable déjà, et dont les accroissements rapides doivent donner à réfléchir aux hommes d'État. Avant la fin du siècle, ce qui est beaucoup pour la durée d'un individu, mais peu dans la vie des peuples, des calculs fort plausibles et que tout le monde a pu lire, sinon faire, montrent que ce sera une agglomération de 100 millions d'hommes. Pour la formation de la richesse, pour l'activité, pour l'initiative en tout genre, la moyenne de l'Américain est supérieure à la moyenne de l'Européen. A ces divers titres, 100 millions d'Américains représenteraient un nombre beaucoup plus grand d'Européens. Les États-Unis ont été façonnés par une guerre civile de quatre ans au métier des armes, et ils ont fait preuve de grandes qualités militaires. Les citoyens de l'Union savent braver la mort aussi bien que la donner. Ils savent faire à la patrie, à son honneur, à sa grandeur telle qu'ils la conçoivent, les plus grands sacrifices. Dans trente ans d'ici, l'Amérique du Nord sera pour l'Europe une émule qui rivalisera avec elle en toutes choses. Il n'est pas dit qu'elle doive être systématiquement l'ennemie de l'Europe. Il faut croire qu'entre le nouveau monde et l'ancien les rapports seront le plus souvent amicaux; mais la fierté nationale est grande de part et d'autre, et parmi les vertus de la grande république américaine la modestie et la réserve se font peu remarquer. Elle est sujette à affecter envers les monarchies de l'Europe l'attitude de la provocation et du dédain. Que d'affronts n'a-t-elle pas fait essuyer à l'Angleterre, du temps de Jackson et de ses successeurs immédiats! Et en ce moment sa conduite envers l'Autriche au sujet de l'envoi des volontaires au Mexique n'est pas frappée au coin de la modération, et son attitude insultante envers le prince européen qui gouverne le Mexique offense les esprits libéraux. On doit donc s'attendre à ce que, dans un avenir peu éloigné par rapport à l'existence d'une nation, des luttes à main armée éclatent entre l'Amérique du Nord et l'Europe. Pendant ces guerres qu'il faut prévoir, l'Europe, si elle était divisée et désunie, serait faible et exposée à des échecs désastreux. On y parerait d'avance par l'organisation d'un concert entre les puissances européennes. Ce serait le moyen d'assurer l'équilibre des forces entre le nouveau monde et l'ancien, le moyen aussi de diminuer le nombre même des conflits possibles entre l'un et l'autre.

En un mot, quand bien même, par la réunion de la conférence ou par un autre expédient quelconque, on serait parvenu à éviter le conflit entre l'Autriche d'une part, la Prusse et l'Italie de l'autre, on aurait encore eu à parer aux besoins de l'avenir, besoins pressants qu'on n'aurait pu négliger sans laisser la porte ouverte à de graves complications et à de grands périls. En supposant que quelque enchanteur mît d'accord demain l'Autriche, la Prusse et l'Italie, il resterait vrai que dans la politique internationale, il n'y a plus de sécurité, et que l'avenir est sombre pour toute l'Europe sans exception. N'y a-t-il pas quelque moyen de prévenir les orages et les dangers qu'on a lieu de pressentir? Ce moyen ne consiste-t-il pas dans l'établissement de rapports définis entre les États européens, dans la création et la reconnaissance d'une autorité arbitrale, dont la pensée s'était fait jour au congrès de Paris de 1856, et a reparu dans le discours par lequel l'empereur Napoléon III ouvrit, il y a trois ans, la session législative? Cette autorité, si elle eût existé, eût prévenu la crise actuelle. Pourquoi ne l'organiserait-on pas afin de diminuer au moins le nombre des explosions futures? Je prends la liberté d'appeler l'attention sur ce point. Aux arbitres des destinées des États d'aviser et de prévoir : *caveant consules !* C'est de leur propre avenir qu'il s'agit, plus peut-être qu'ils ne le pensent.

Paris, le 15 juin 1866.

PARIS. — J. CLAYE, IMPRIMEUR, RUE SAINT-BENOIT, 7.

www.ingramcontent.com/pod-product-compliance
Ingram Content Group UK Ltd.
Pitfield, Milton Keynes, MK11 3LW, UK
UKHW022145190726
13855UKWH00003B/1340